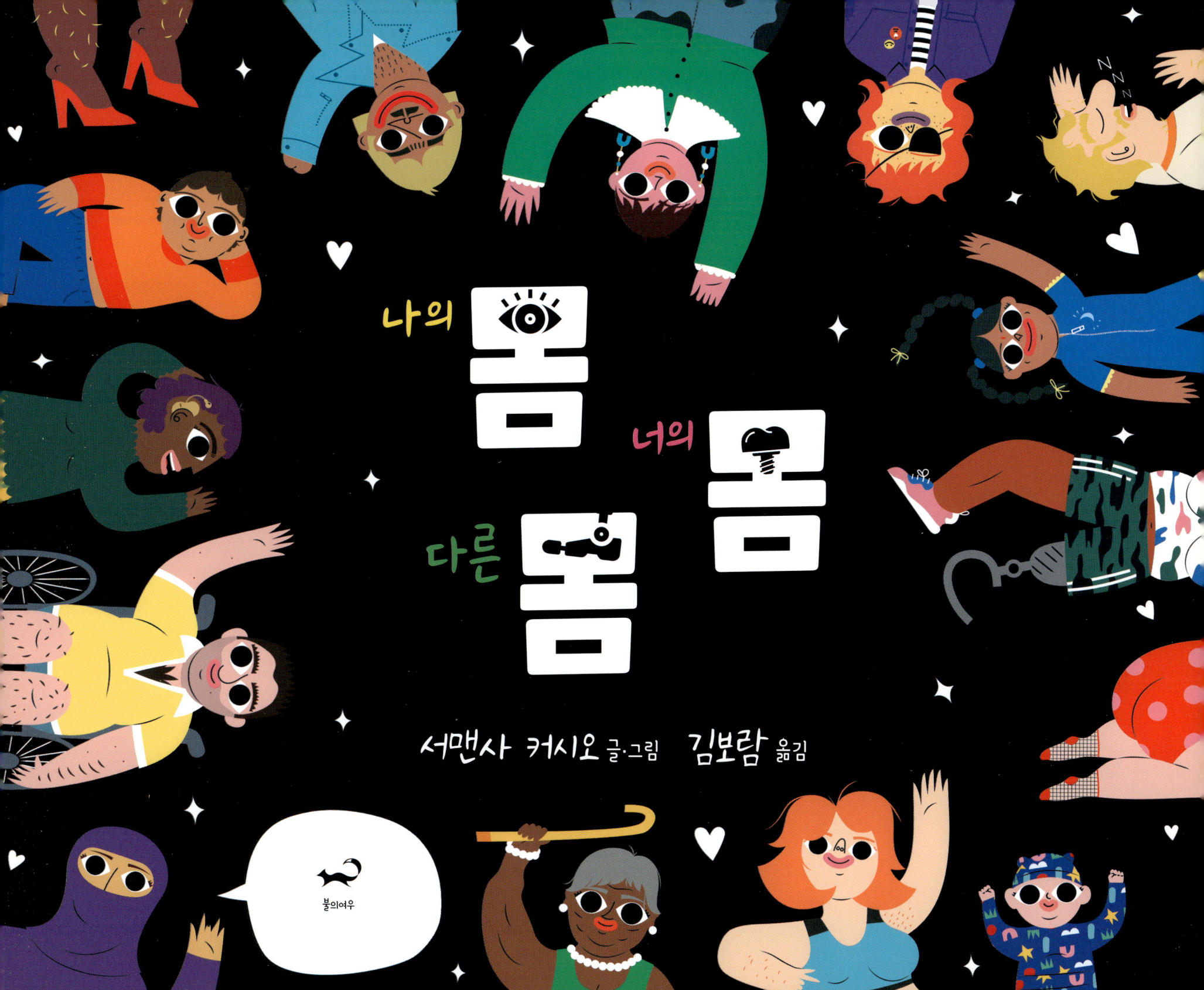

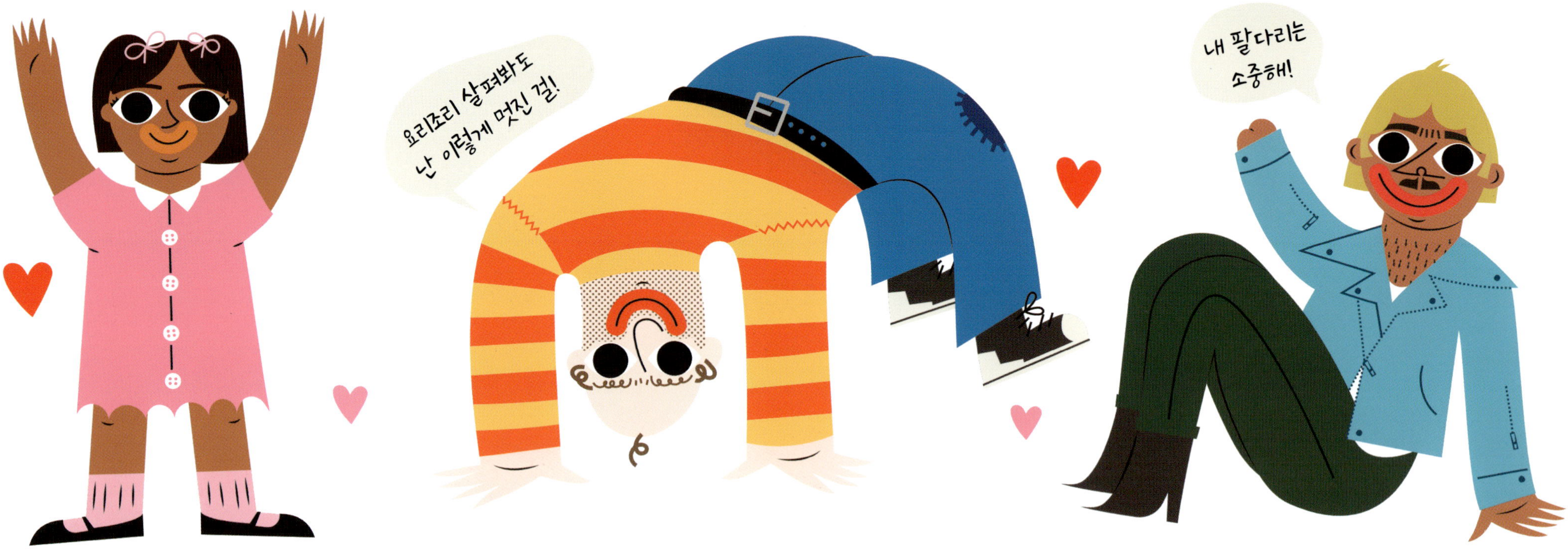

요리조리 살펴봐도 난 이렇게 멋진 걸!

내 팔다리는 소중해!

가슴이 하나뿐이지만 난 정말 멋져!

우리 몸은
모두 **다르게** 생겼어.
그래서 더 **멋지지**.

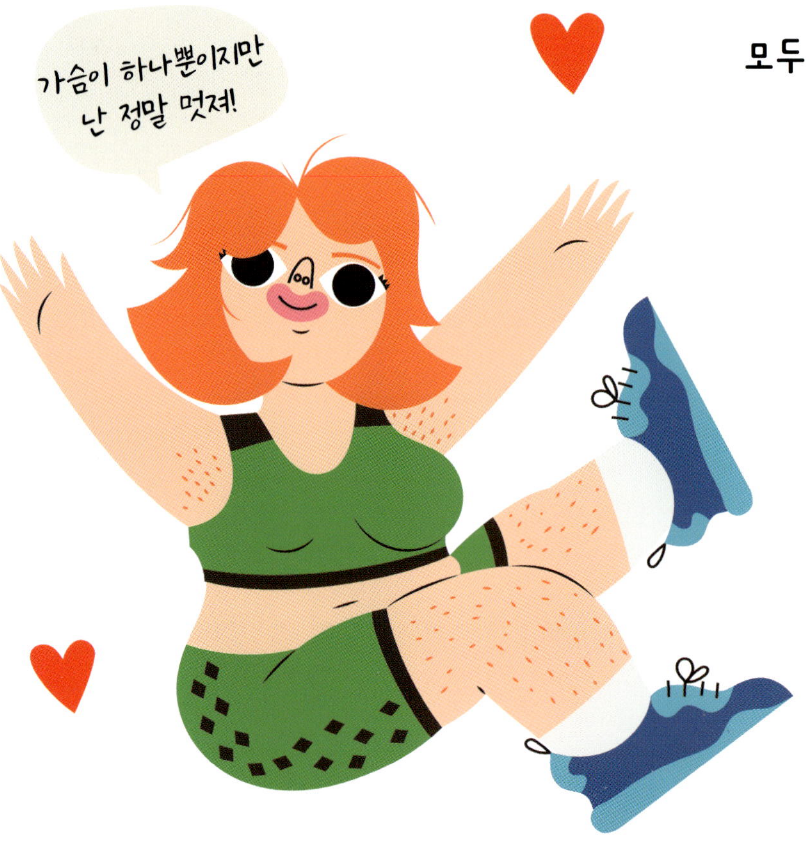

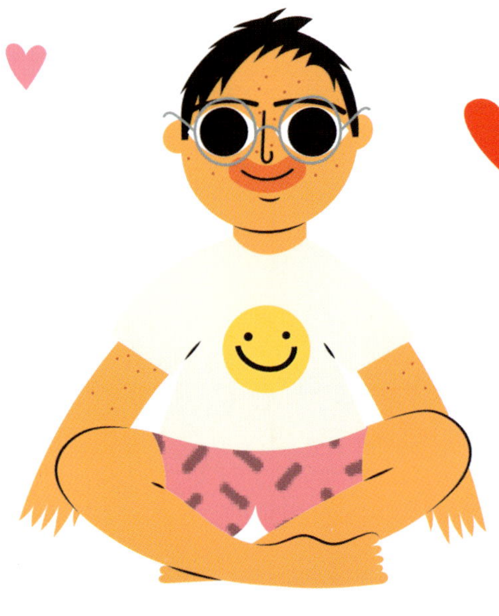

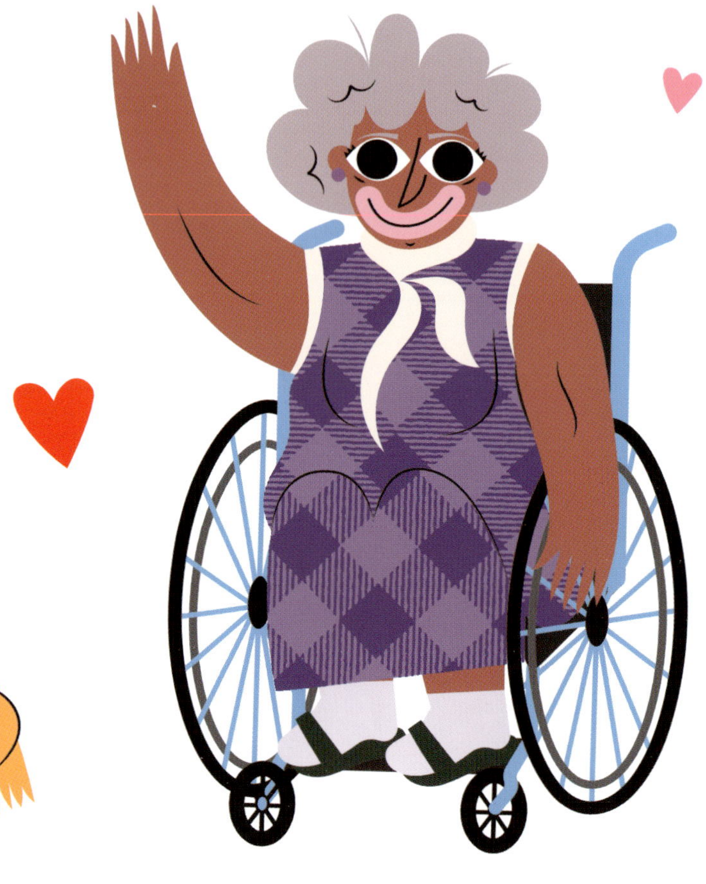

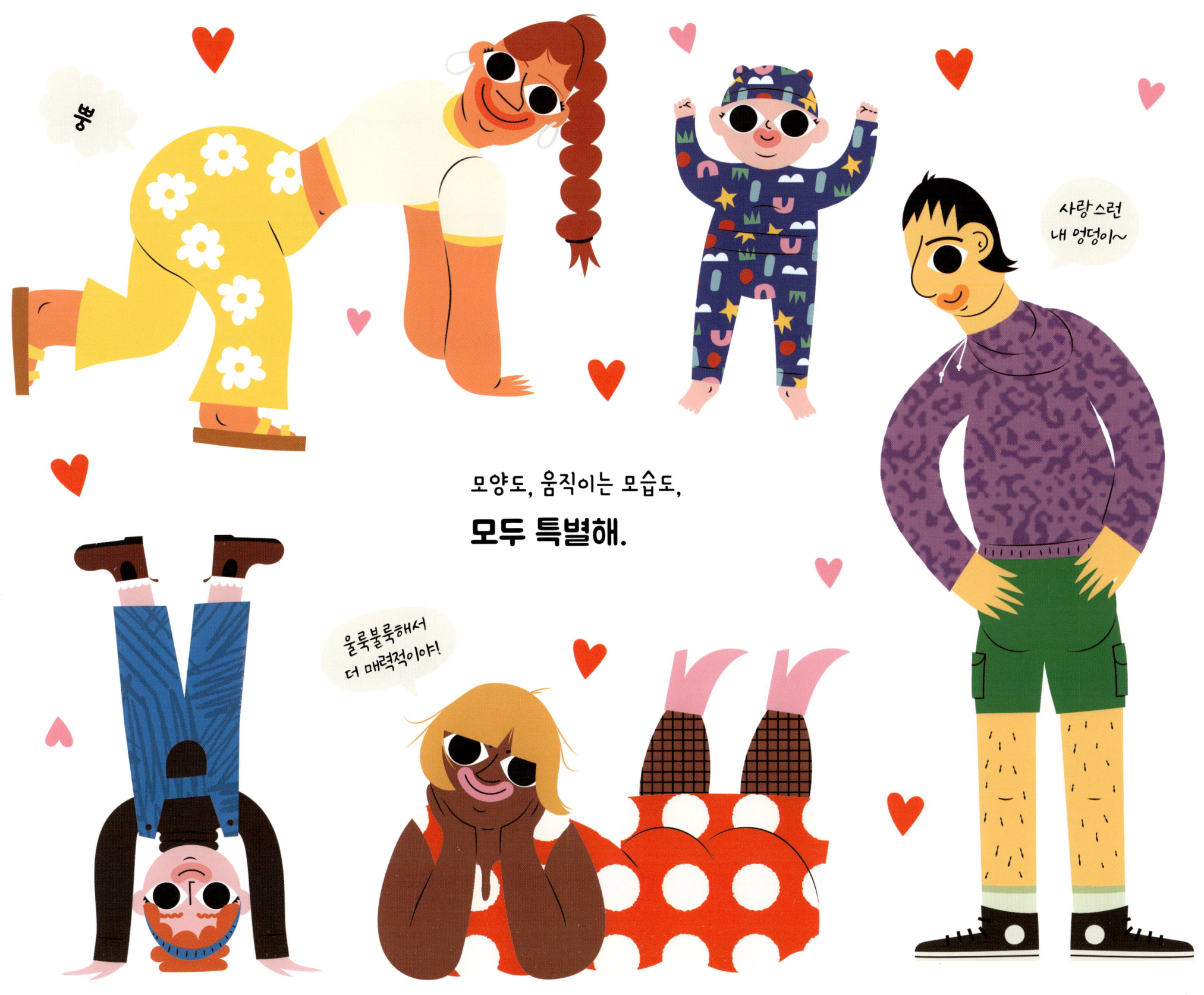

몸은 모양도 크기도 엄청 다양해.
어떤 몸은 크고, 어떤 몸은 작아. 모두 제각각이지.

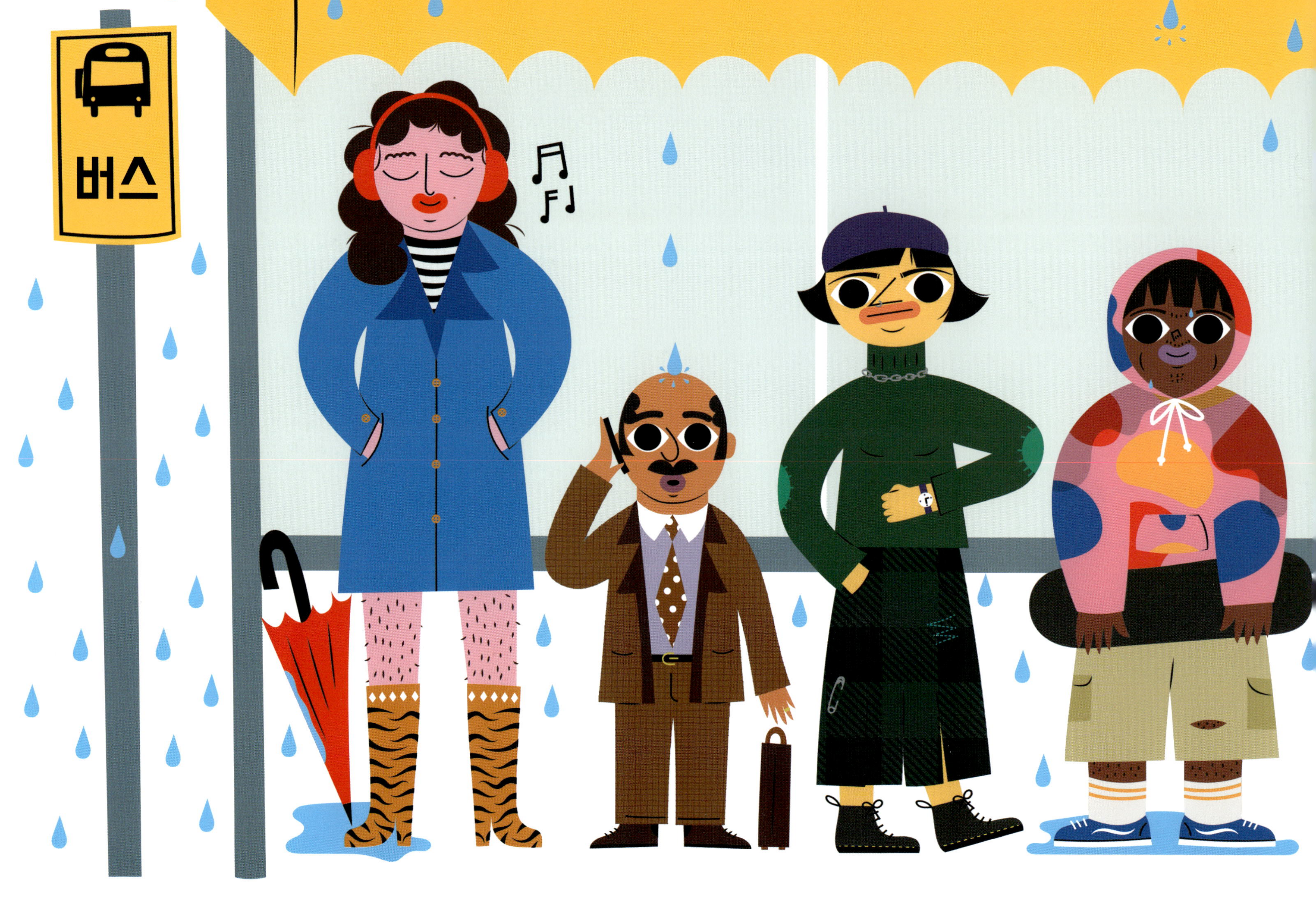

달걀처럼 동글동글하거나, 콩나물처럼 길쭉할 수도 있어.
네 몸은 오돌토돌할 수도 있고 매끈할 수도 있어. 어쩌면 둘 다일 수도 있지.
땅콩 알갱이가 섞인 땅콩버터처럼 말이야!

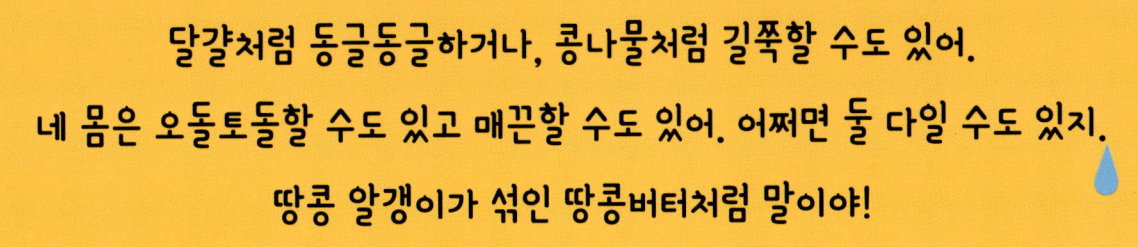

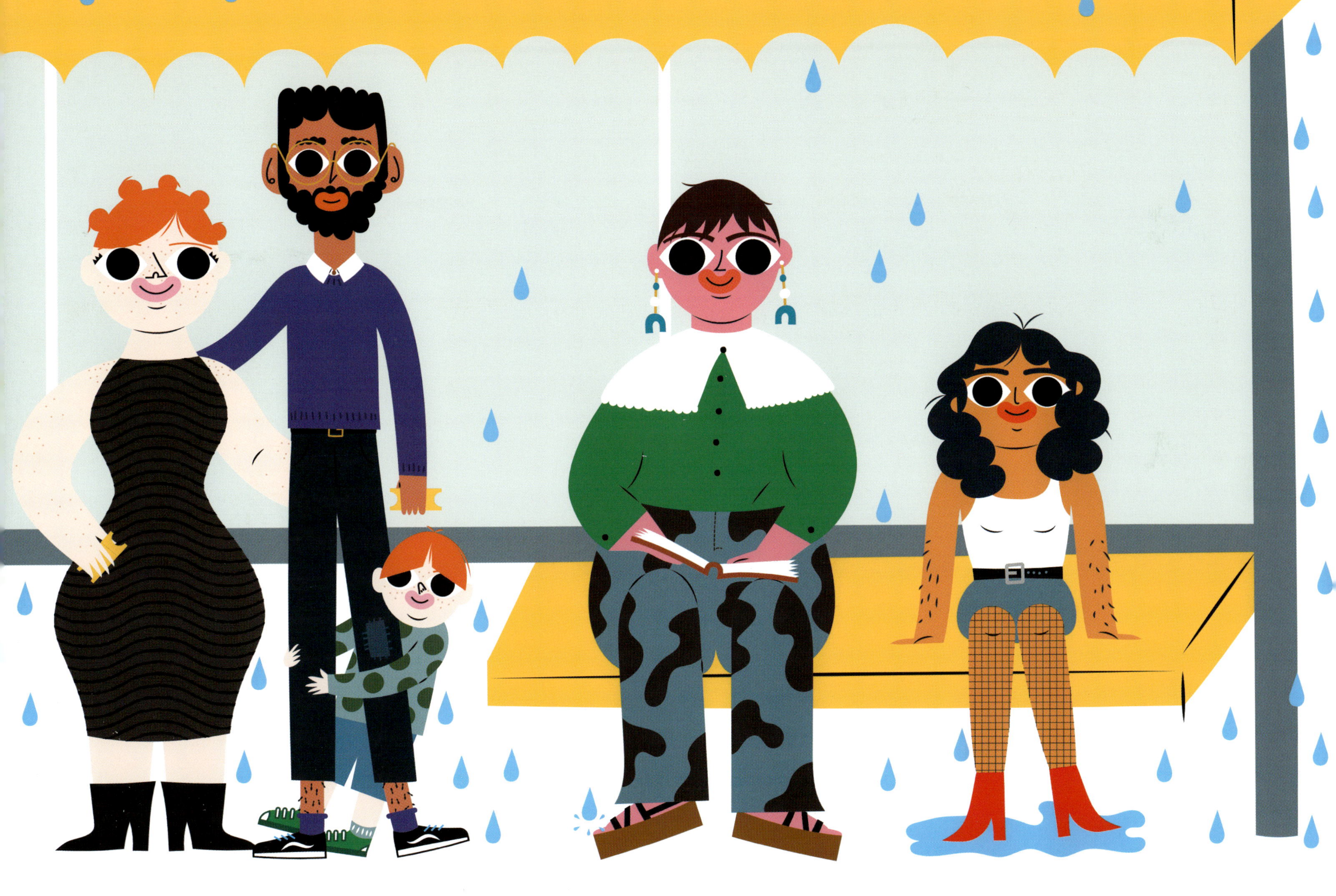

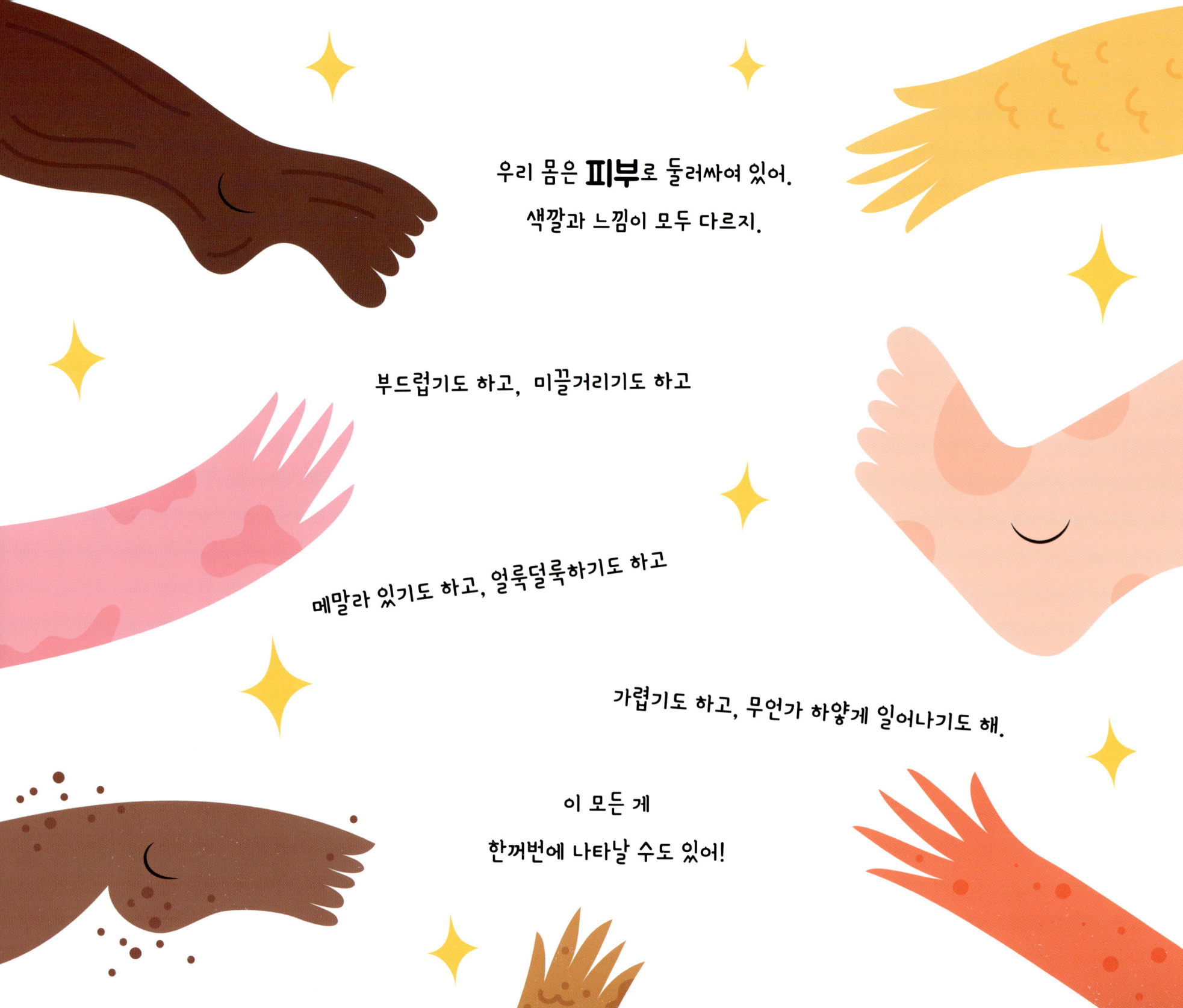

우리 몸은 **피부**로 둘러싸여 있어.
색깔과 느낌이 모두 다르지.

부드럽기도 하고, 미끌거리기도 하고

메말라 있기도 하고, 얼룩덜룩하기도 하고

가렵기도 하고, 무언가 하얗게 일어나기도 해.

이 모든 게
한꺼번에 나타날 수도 있어!

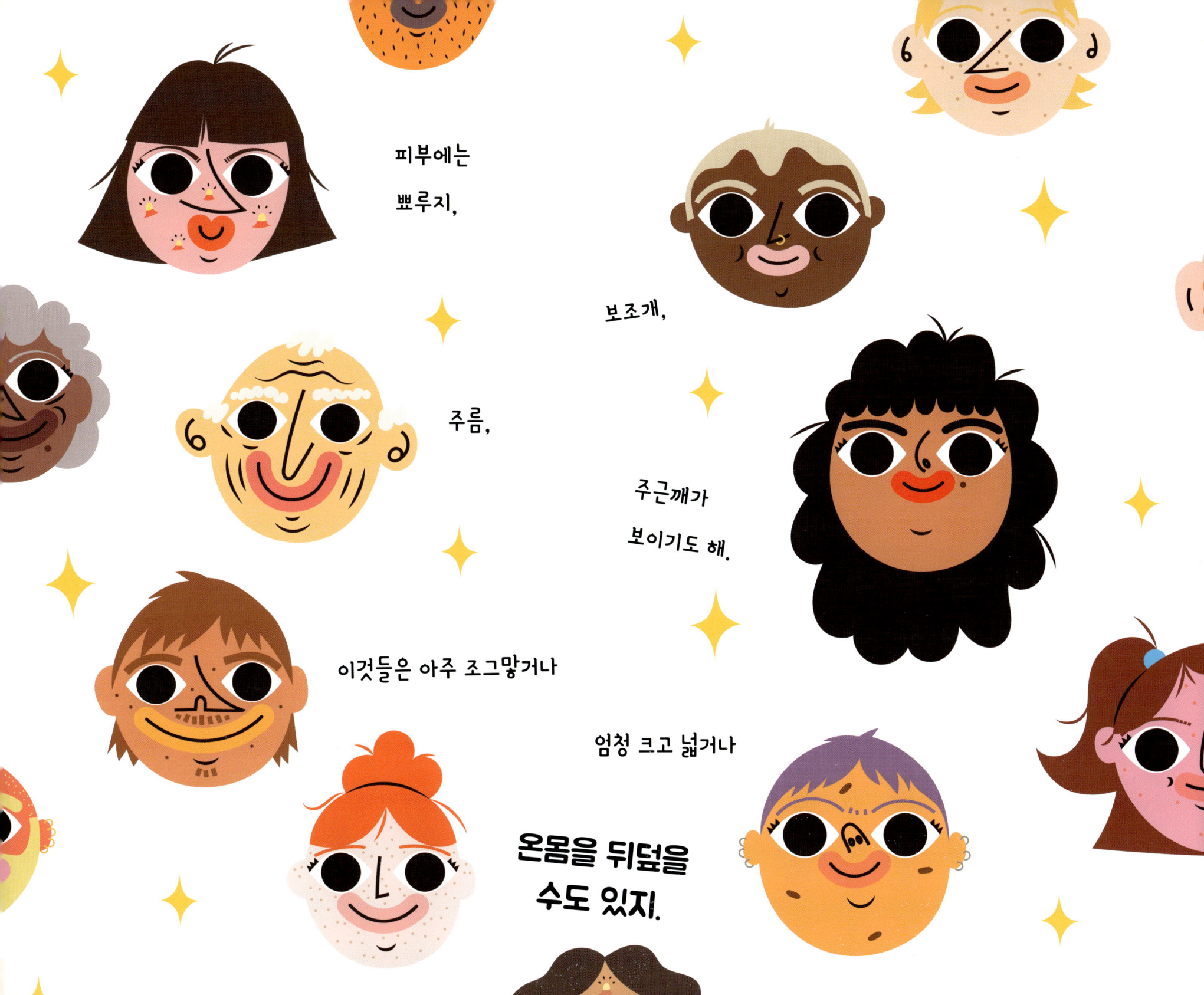

피부에는

뾰루지,

보조개,

주름,

주근깨가

보이기도 해.

이것들은 아주 조그맣거나

엄청 크고 넓거나

**온몸을 뒤덮을
수도 있지.**

몸에는 **별난 자국**이 보이기도 해.

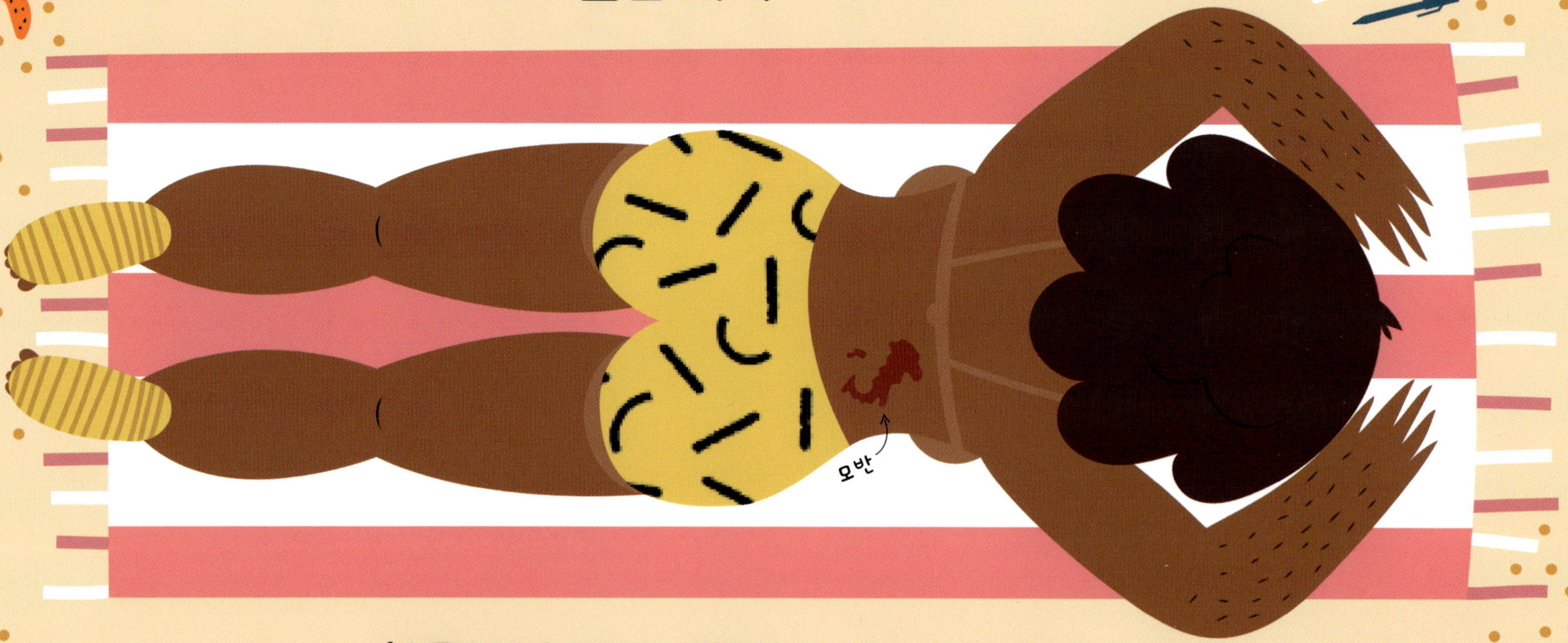

↘모반

처음부터 갖고 태어난 자국이 있는가 하면

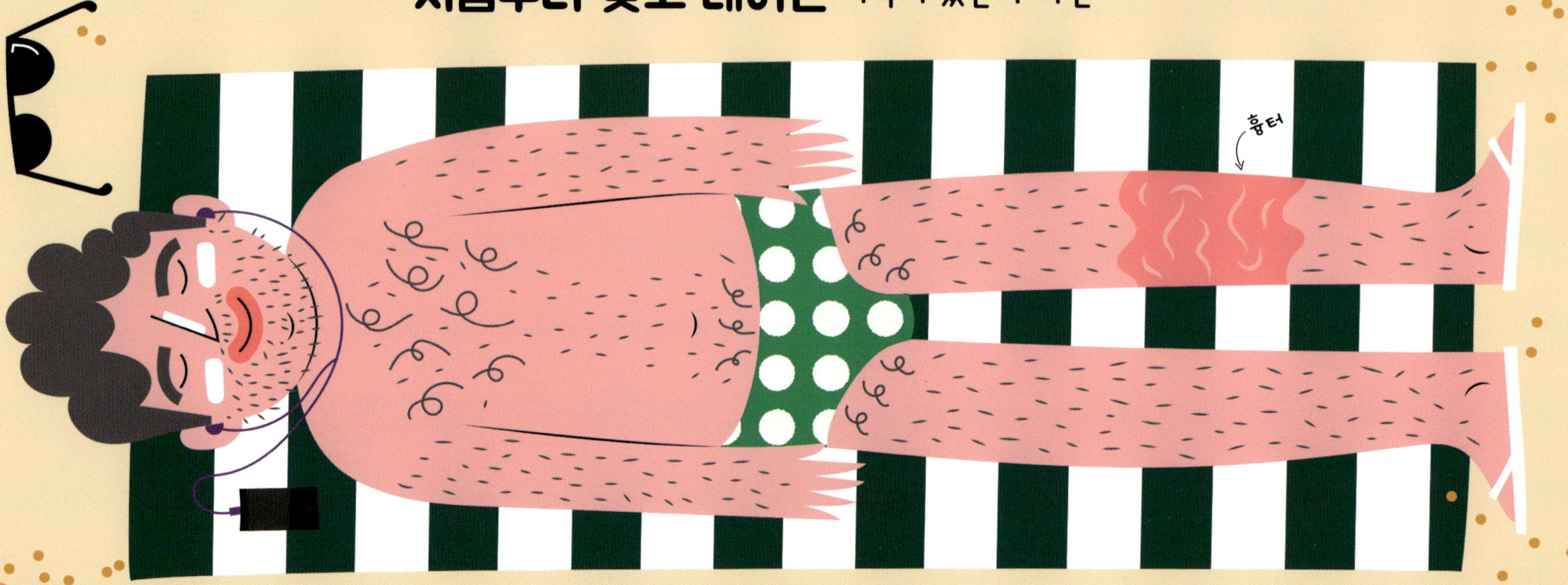

↙흉터

나중에 생기는 자국도 있지.

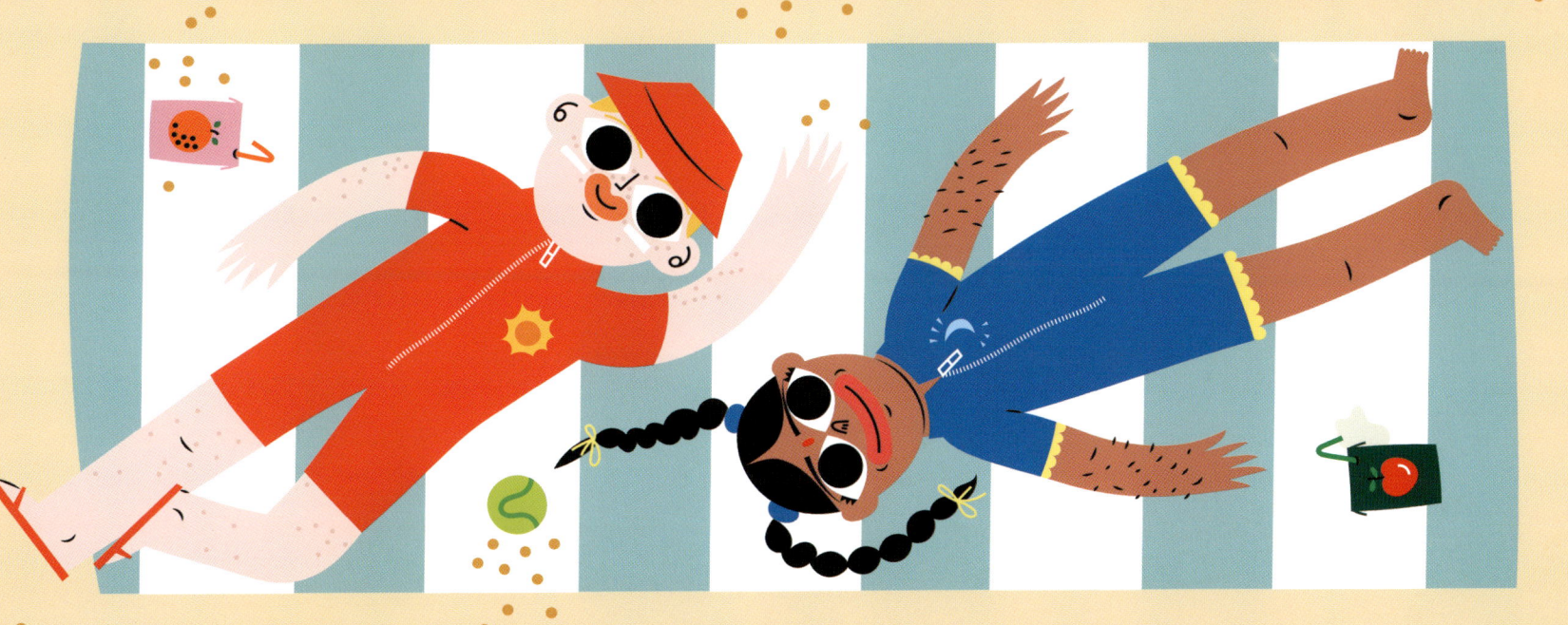

특별한 자국을 **스스로 만들 수도** 있어.

나만의 개성이나 문화를 드러내고 싶어서 말이야.

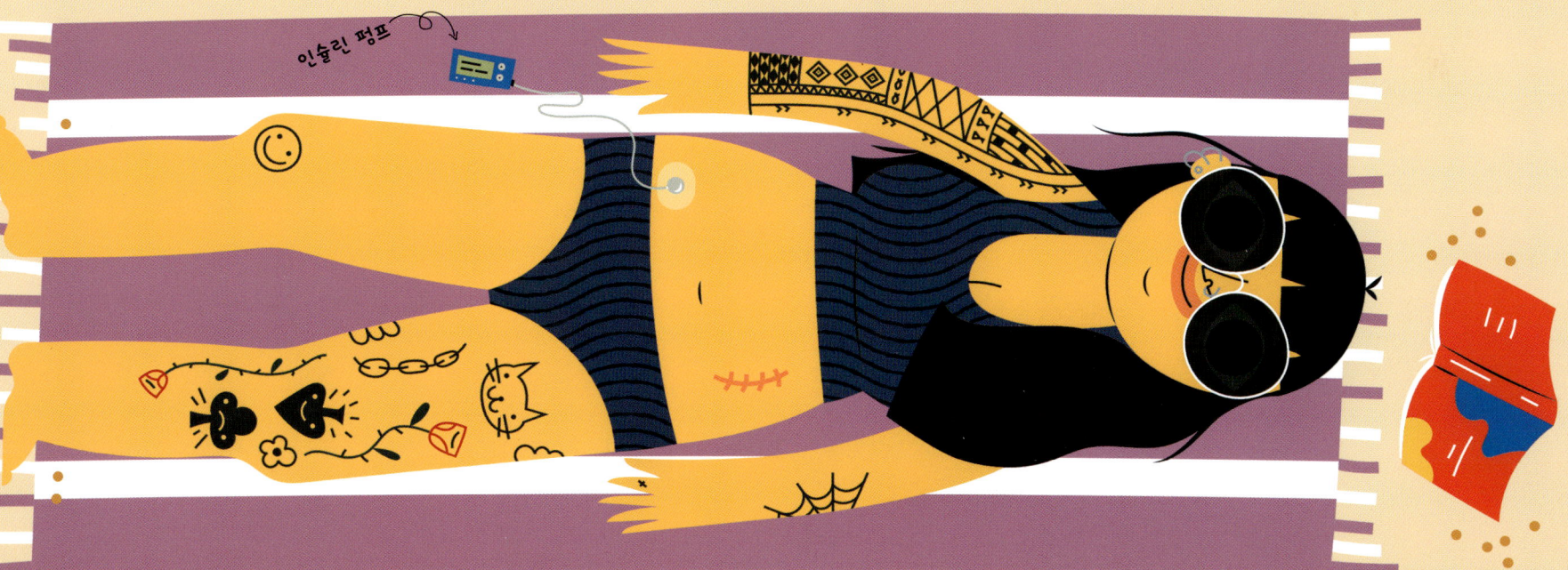

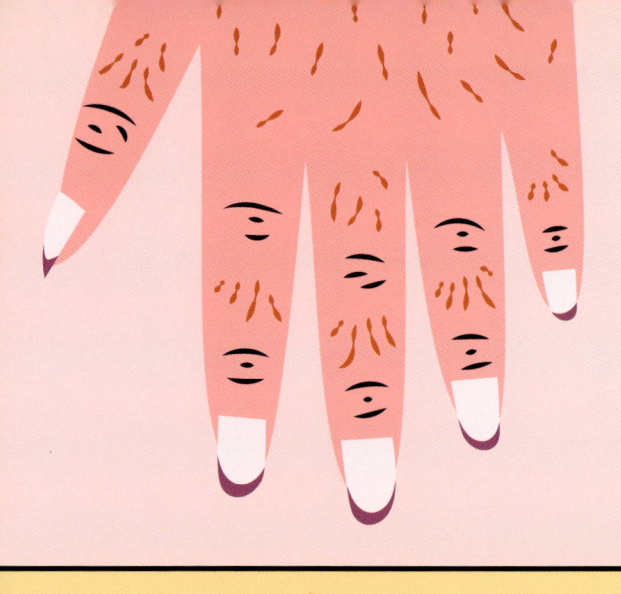
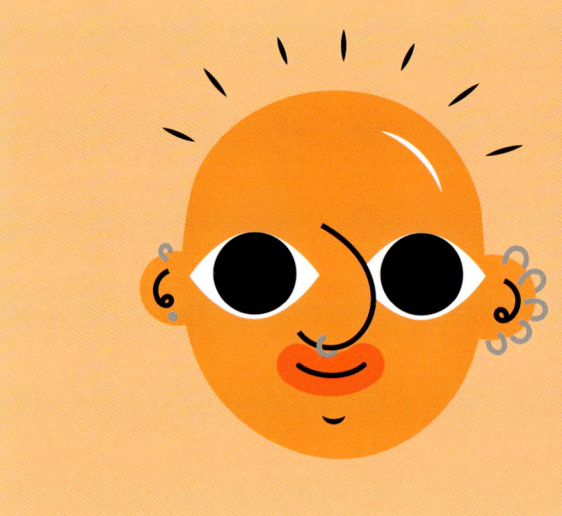
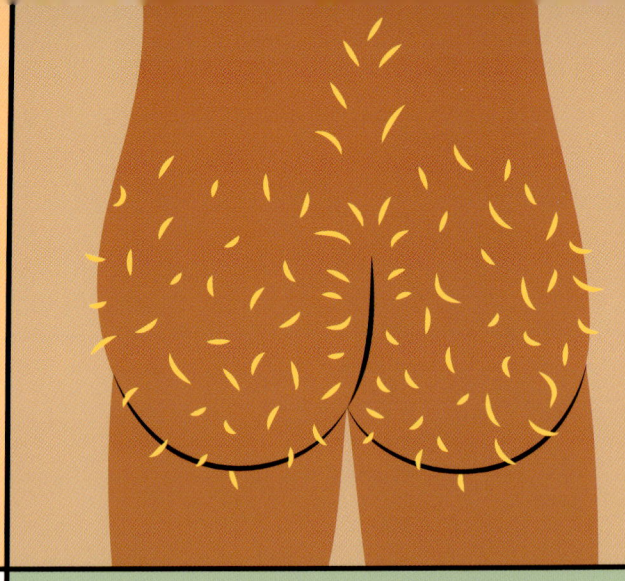
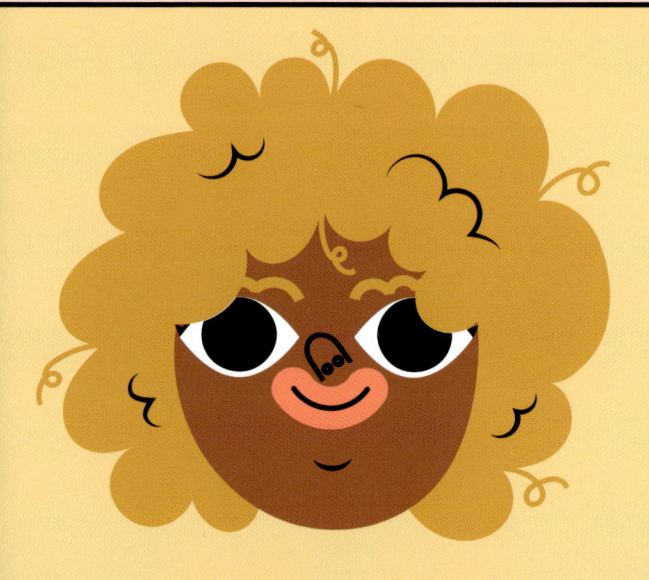

털은 몸 어디에서나 나지만
하나도 없을 수도 있어!
쭉쭉 뻗은 털, 꼬불꼬불한 털들이
발가락을 덮거나
콧구멍 아래로 삐죽삐죽
나오기도 해.

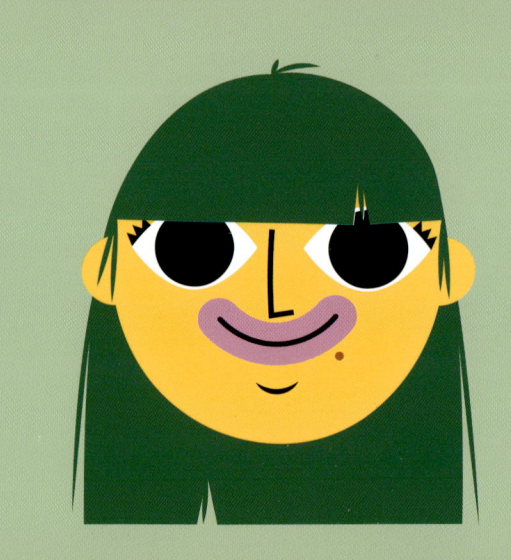
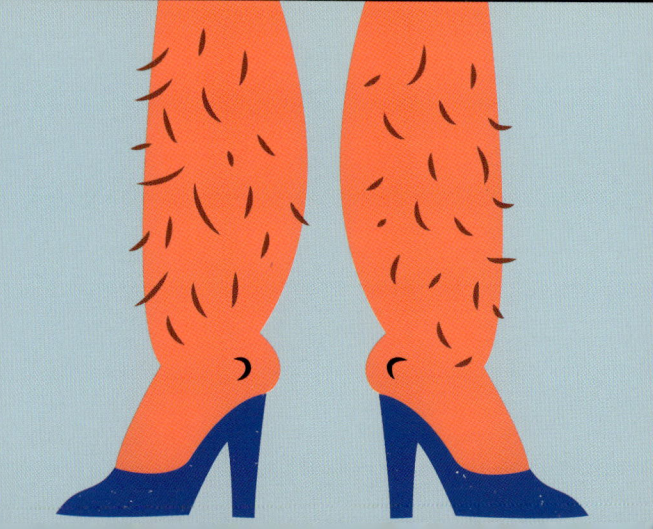
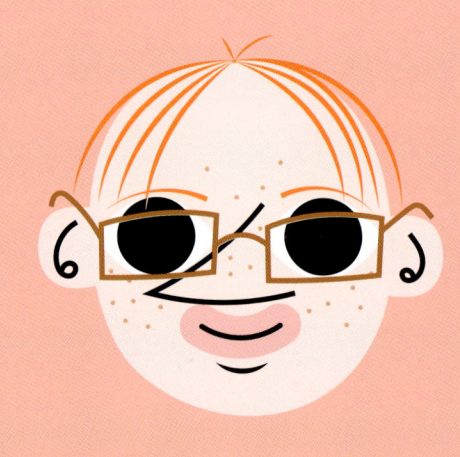
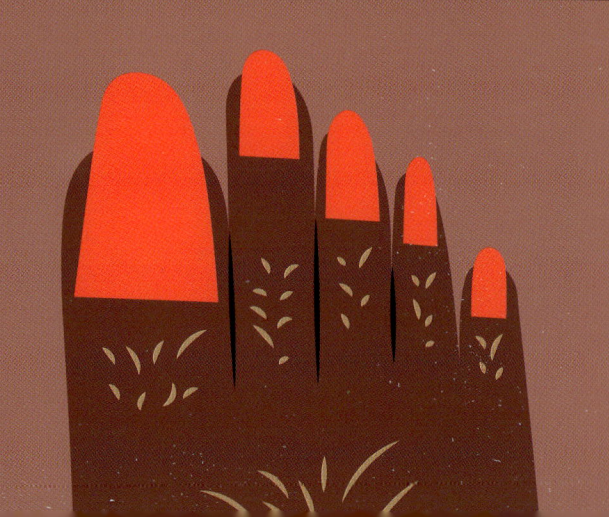

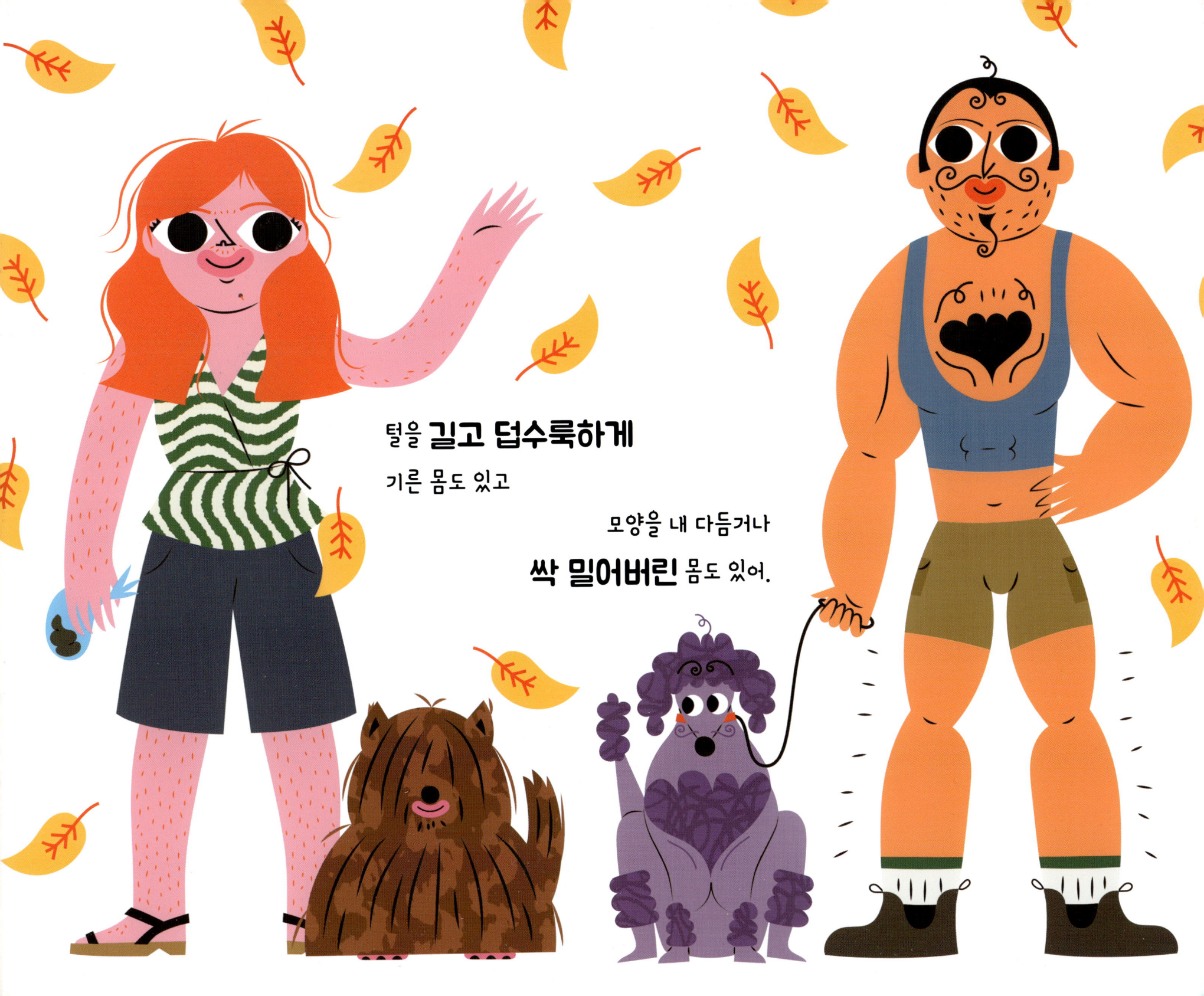

털을 **길고 덥수룩하게**
기른 몸도 있고

모양을 내 다듬거나
싹 밀어버린 몸도 있어.

얼굴 모양도 저마다 특별해.

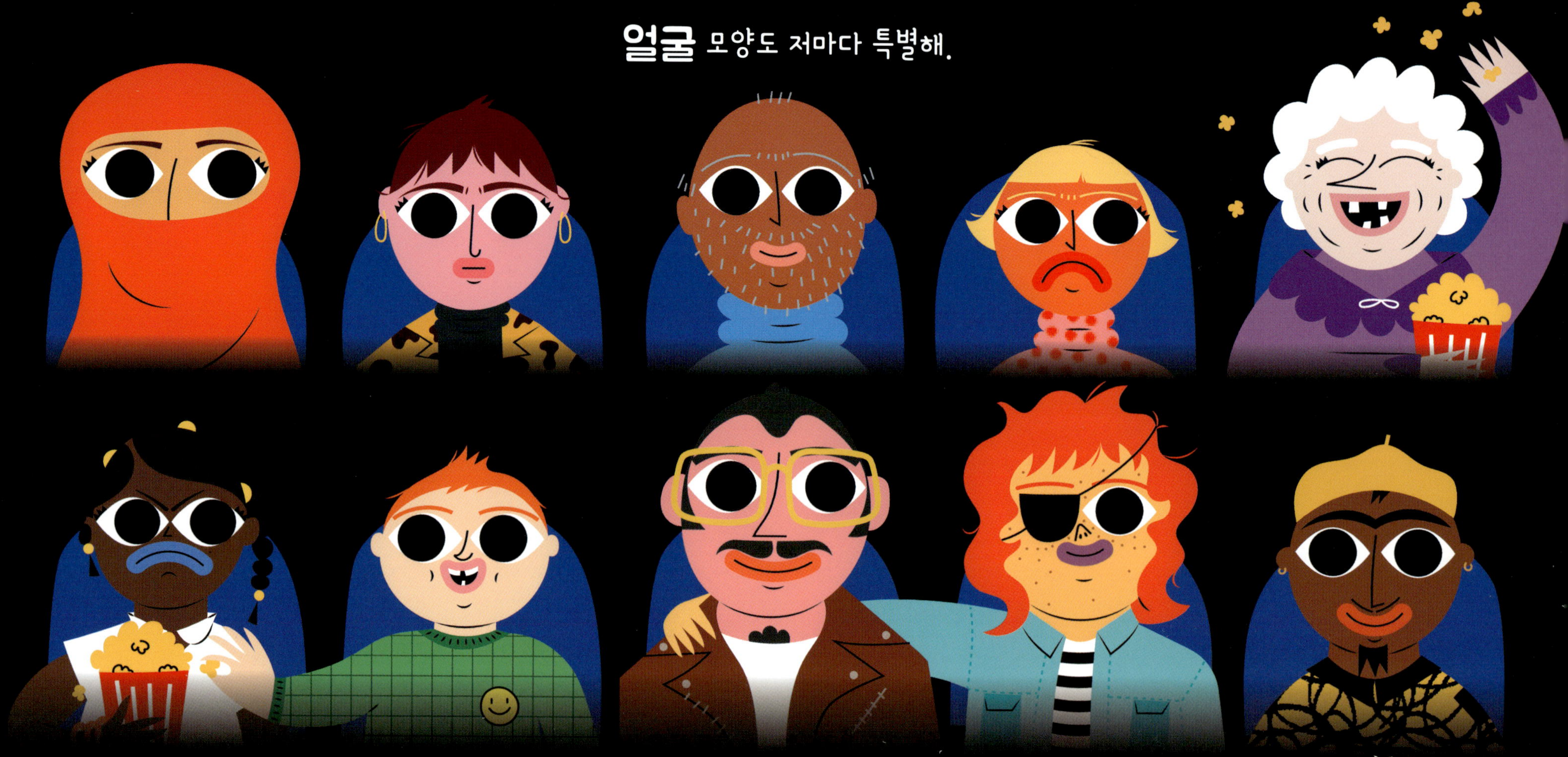

얼굴에는 **눈**이 두 개, 어쩌면 하나만 있을 수도 있어.
안경을 써야 하는 눈도 있고, 아예 보지 못하는 눈도 있지.
눈 위에 있는 **눈썹**은 가느다란 두 마리 애벌레 같은 모양이거나
두터운 덤불처럼 하나로 연결된 모양일 수도 있어.
입은 미소를 짓거나 노래를 하고, 하품을 하거나 웃을 수도 있어.

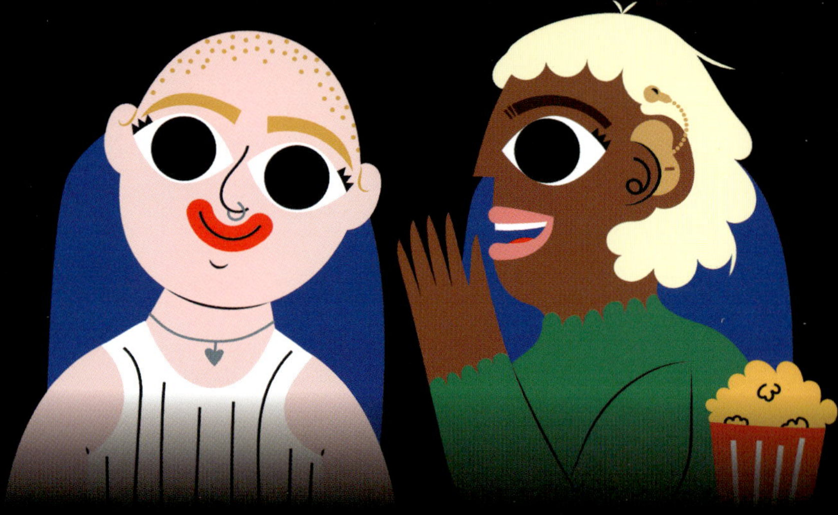

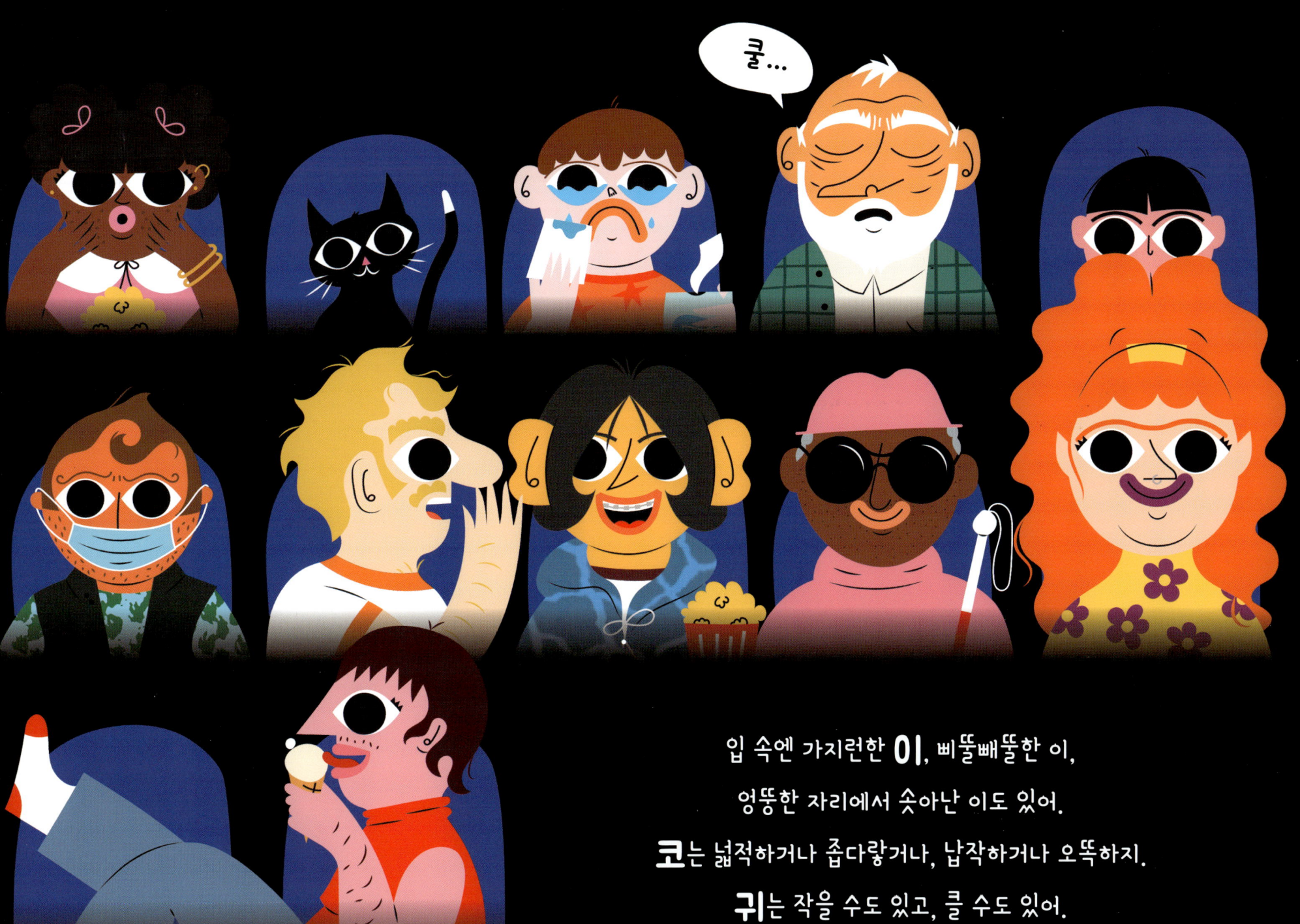

입 속엔 가지런한 이, 삐뚤빼뚤한 이,
엉뚱한 자리에서 솟아난 이도 있어.
코는 넓적하거나 좁다랗거나, 납작하거나 오똑하지.
귀는 작을 수도 있고, 클 수도 있어.
보청기를 껴야 하는 귀도 있고, 아예 듣지 못하는 귀도 있어.

성기의 색과 크기도 모두 달라.

어떤 성기에는 털이 무성하지만 어떤 성기에는 털이 아예 없지.

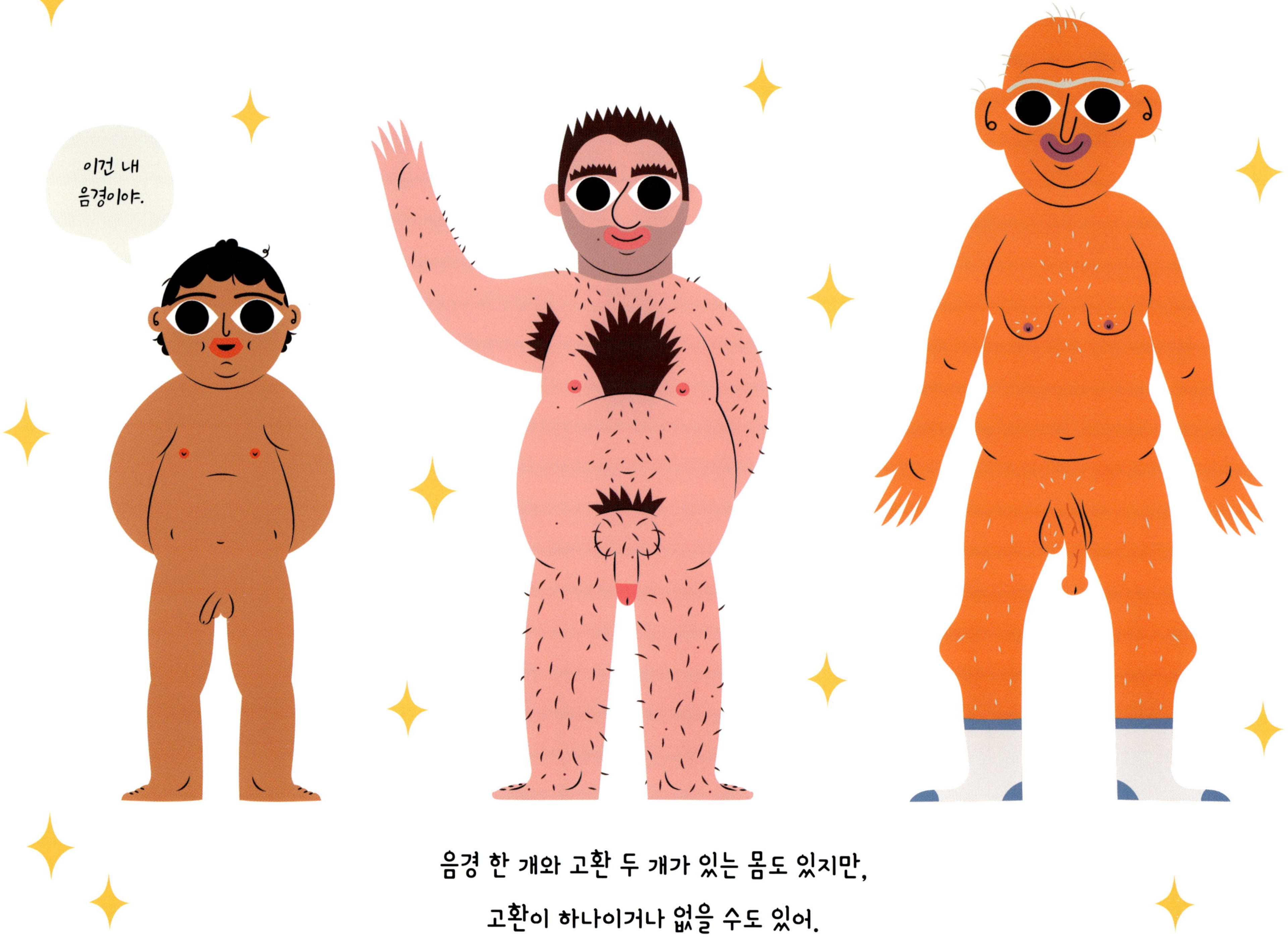

이건 내 음경이야.

음경 한 개와 고환 두 개가 있는 몸도 있지만,

고환이 하나이거나 없을 수도 있어.

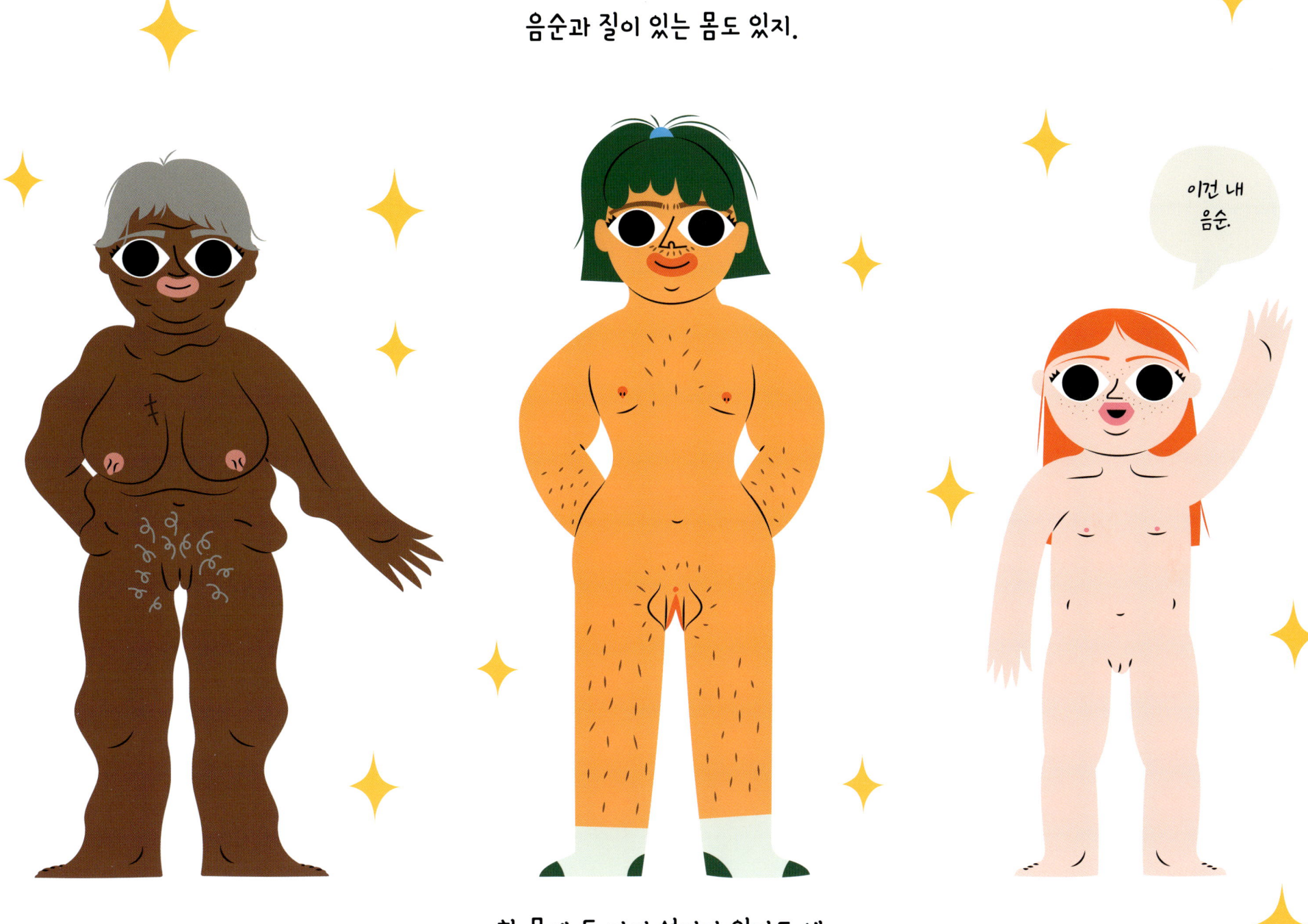

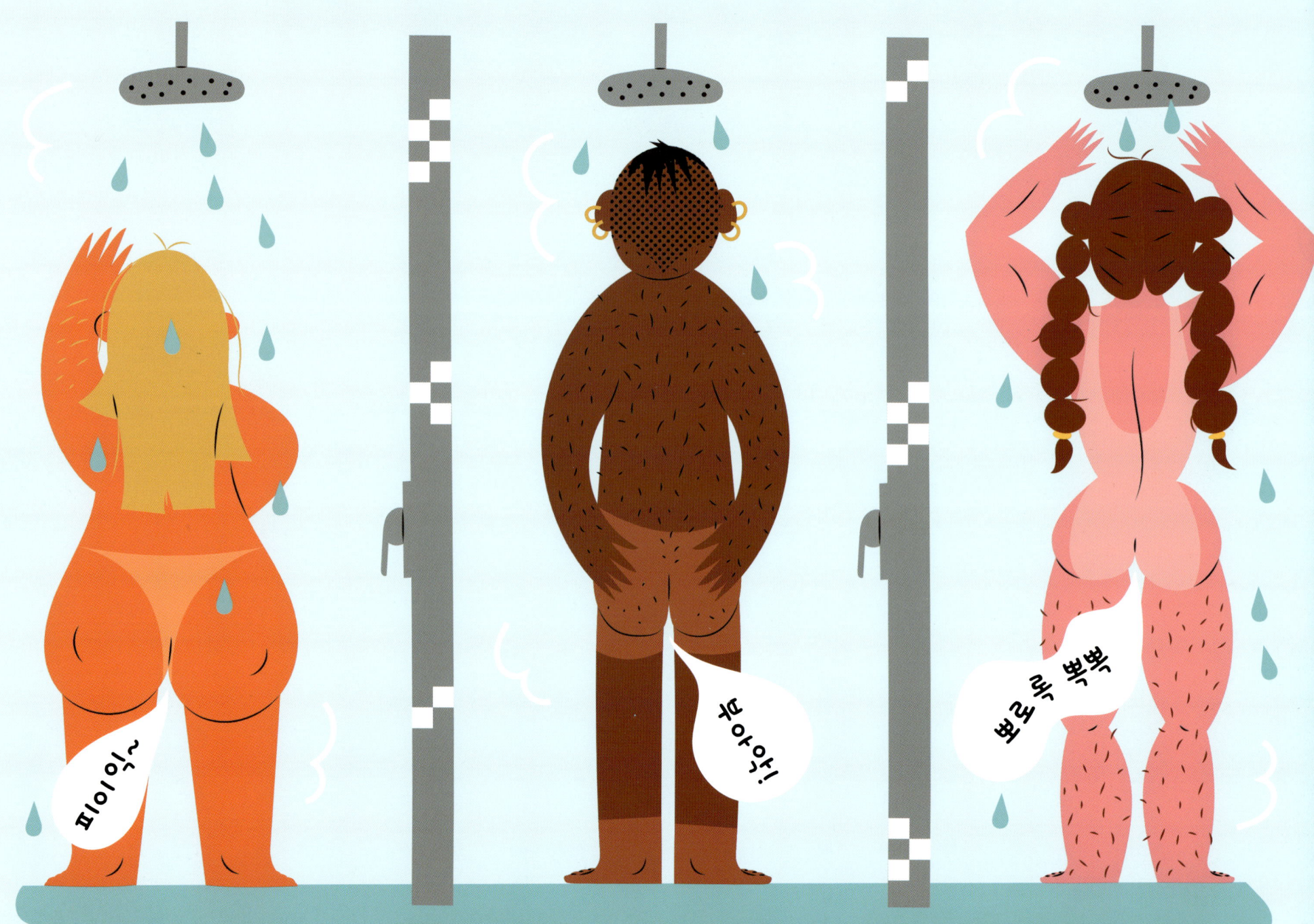

세상 모든 몸에서는 **방귀**와 **똥**이 나와. 누구든지 말이야.

특별한 수술을 받은 몸은
똥을 작은 주머니로 내보내기도 해.

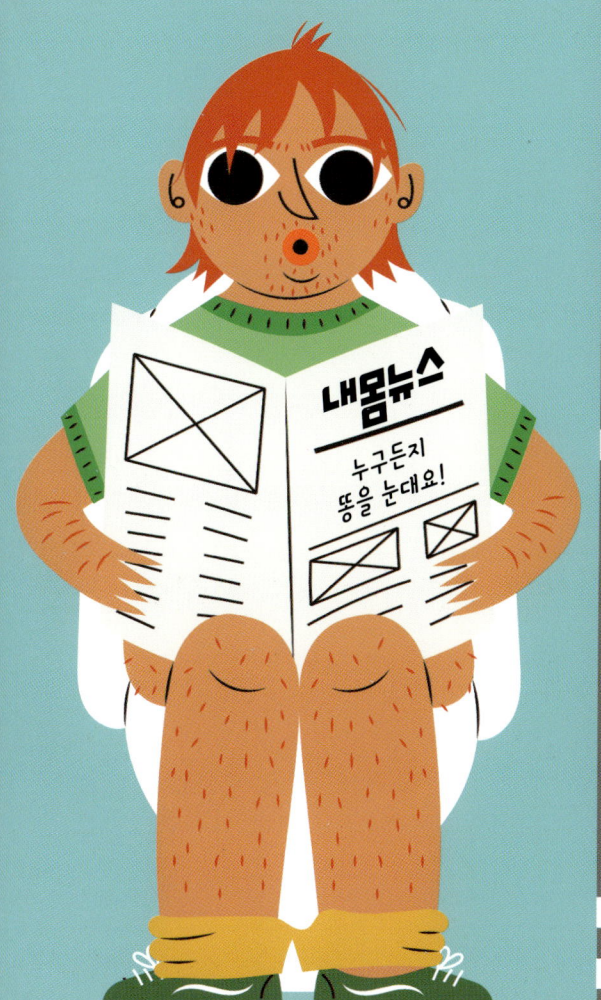

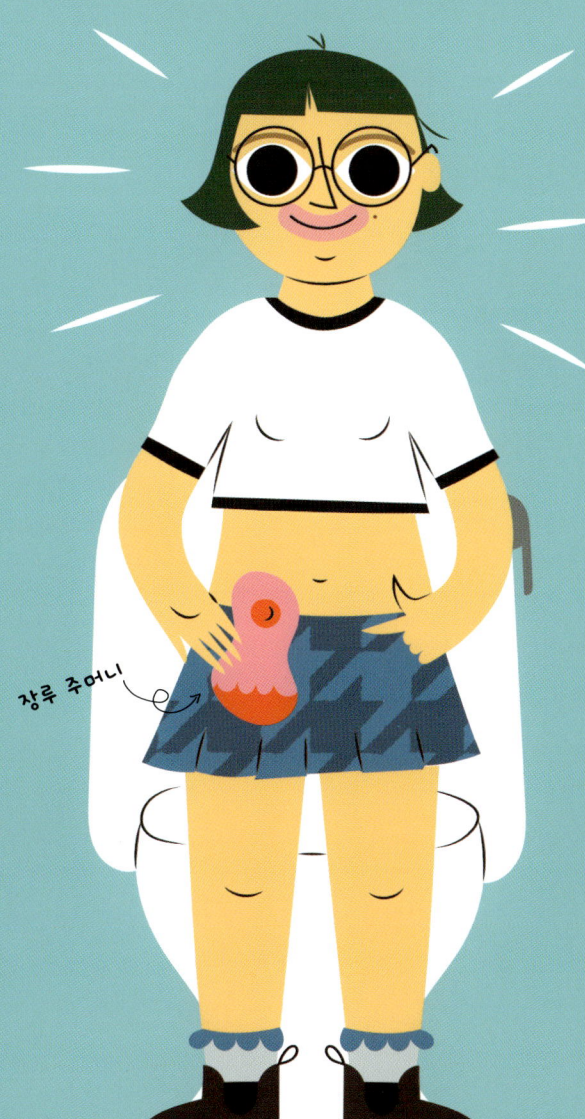

장루 주머니

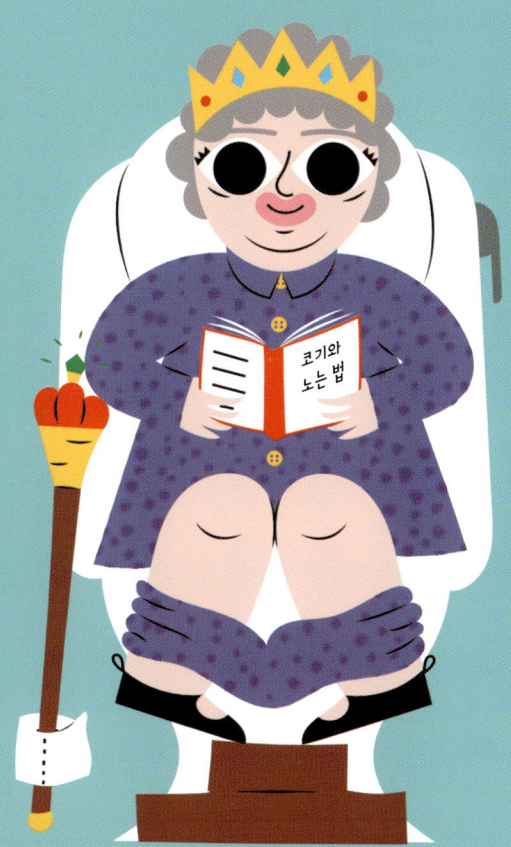

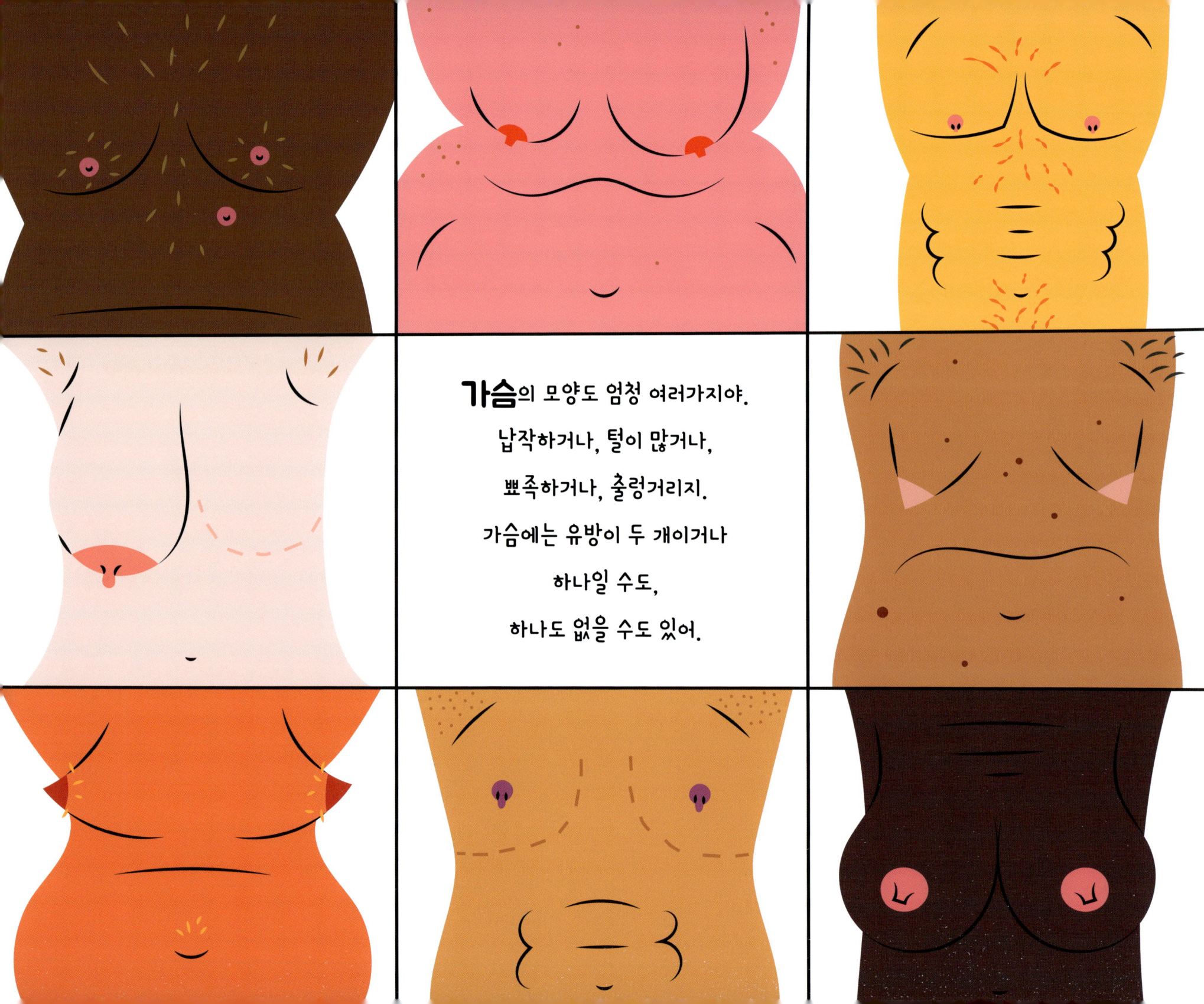

가슴의 모양도 엄청 여러가지야.
납작하거나, 털이 많거나,
뾰족하거나, 출렁거리지.
가슴에는 유방이 두 개이거나
하나일 수도,
하나도 없을 수도 있어.

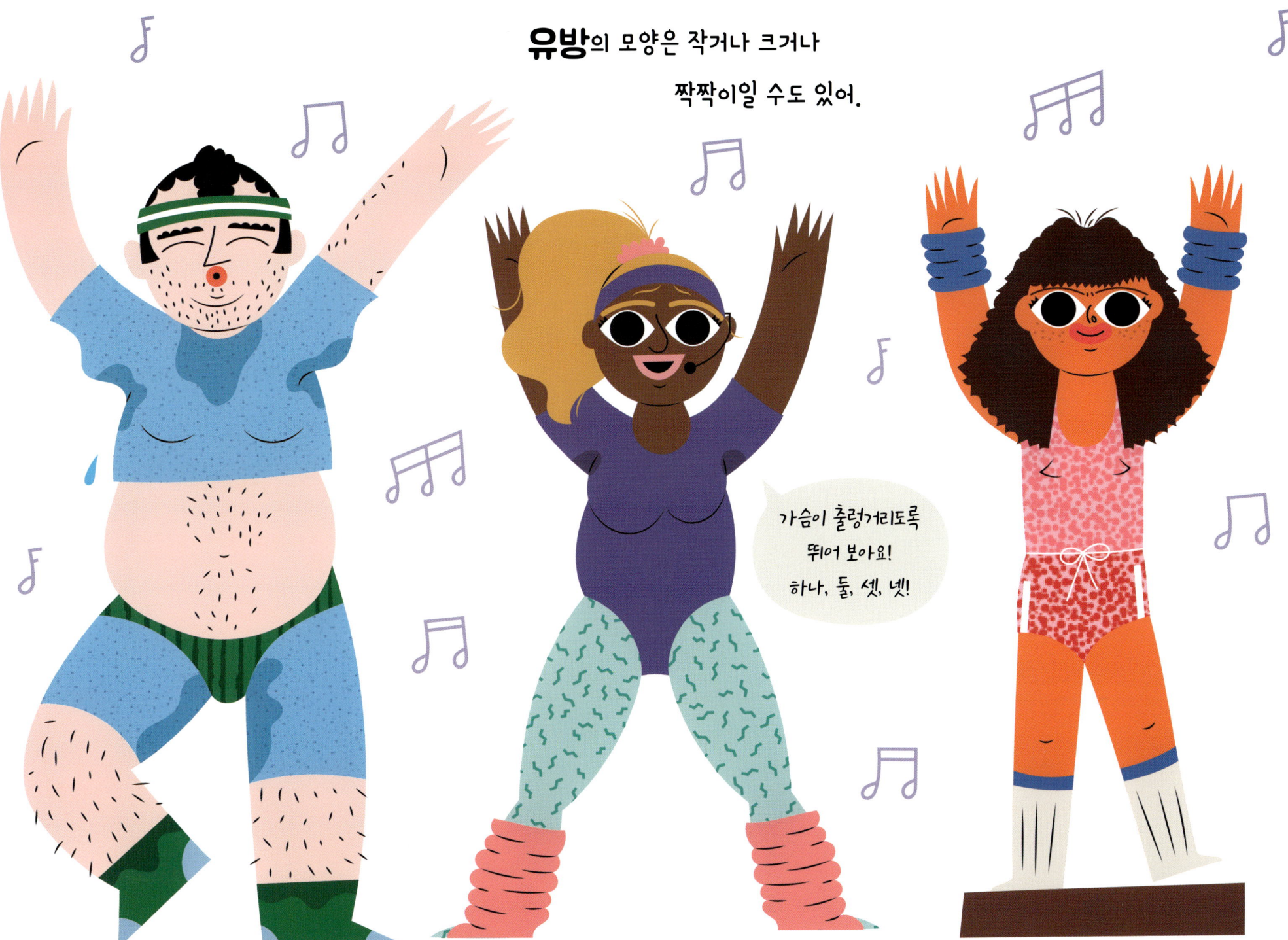

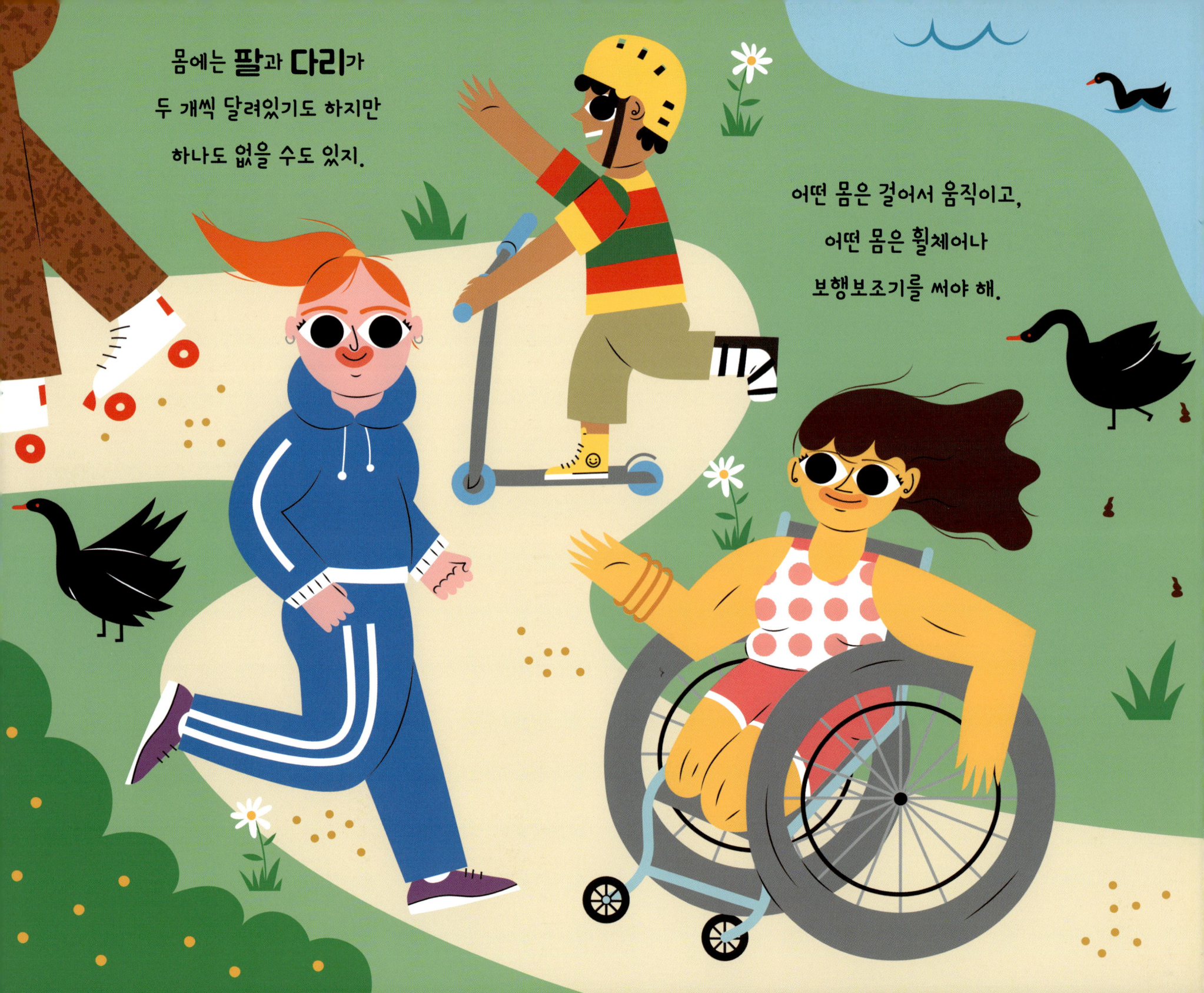

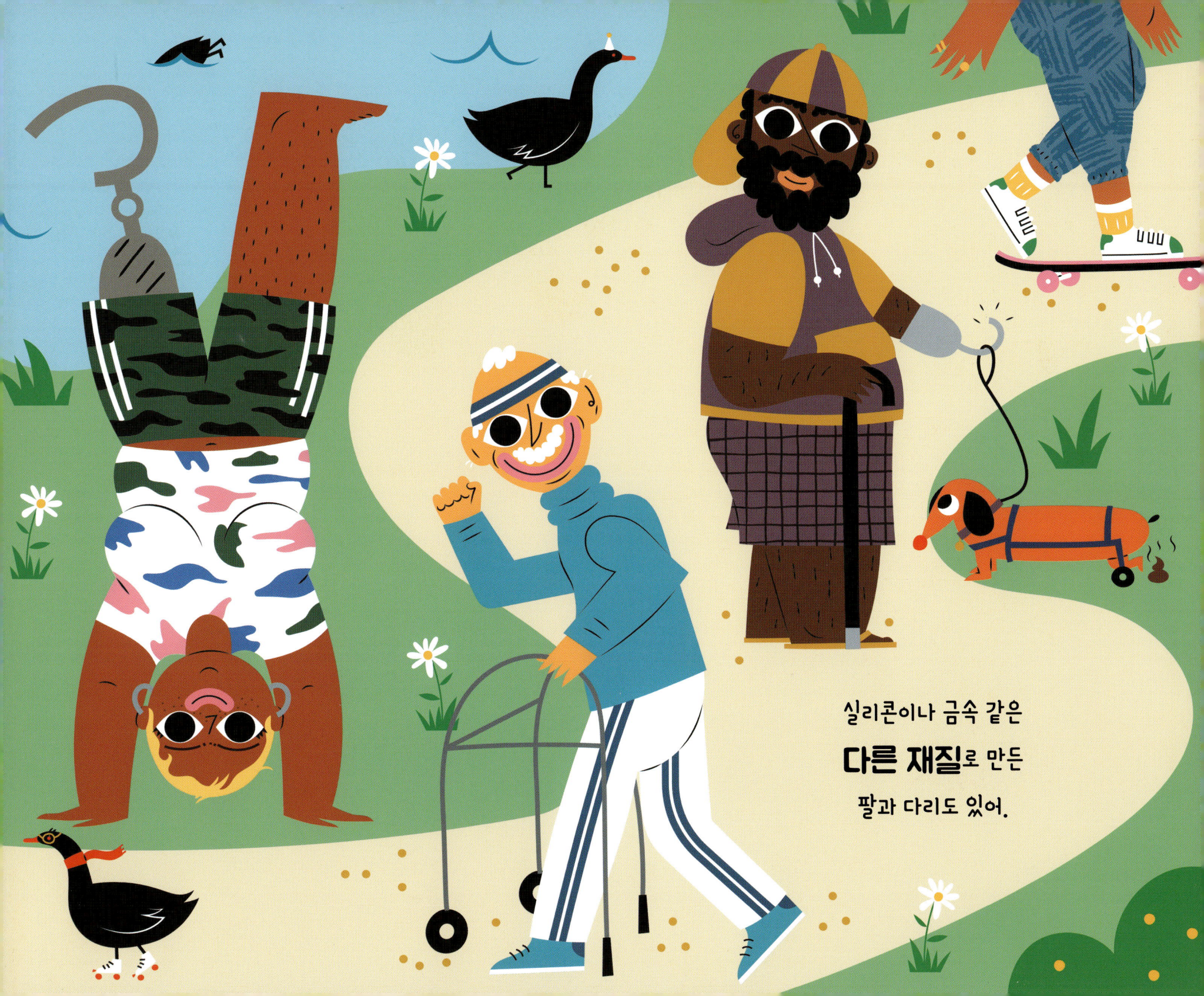

몸의 크기나 모양은 시간이 지나면서 계속 변할 거야.
하지만 이것만은 꼭 기억해. 네 몸은 살아가는 데 꼭 필요하고,
오직 **너를 위한 것**이야.

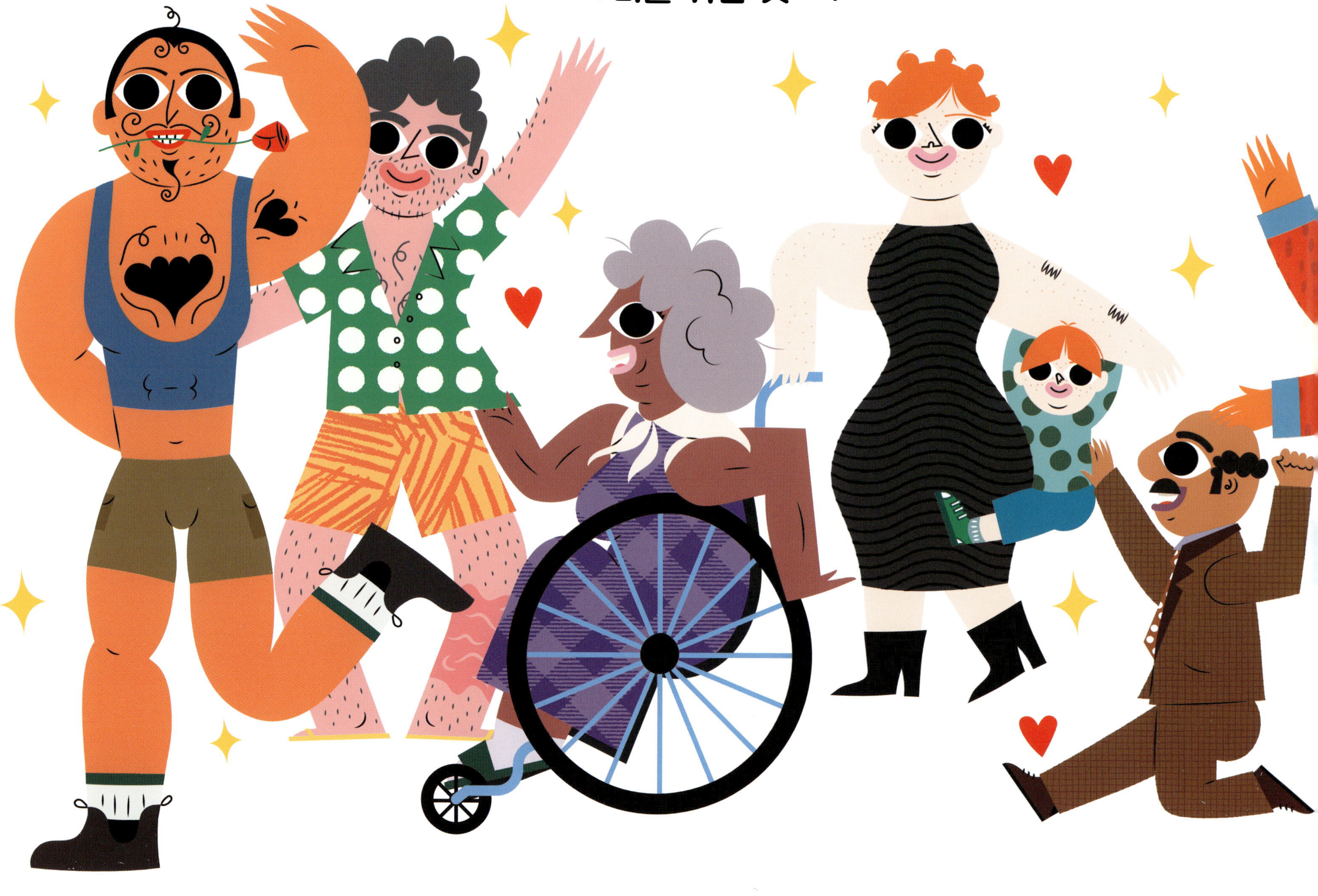

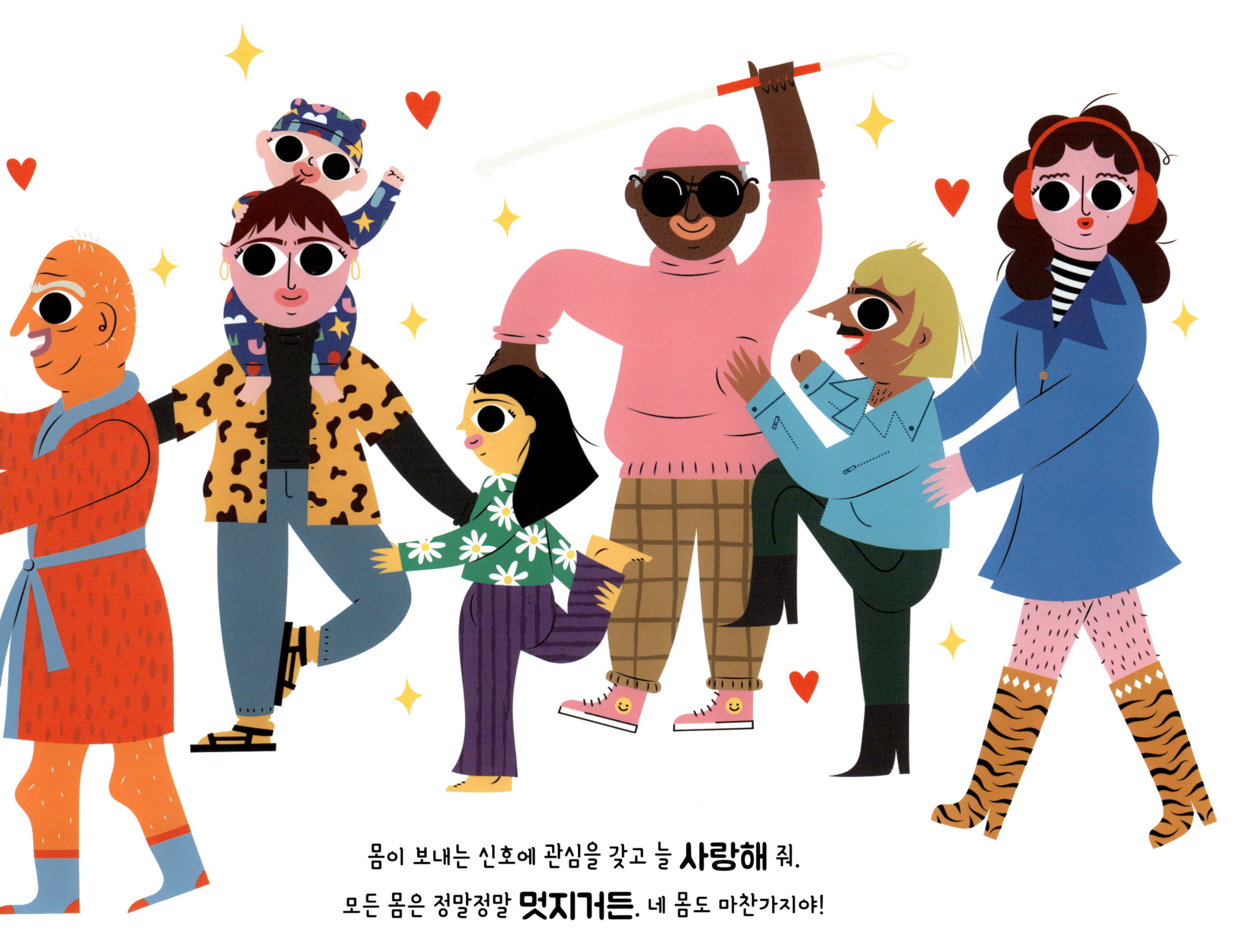

몸이 보내는 신호에 관심을 갖고 늘 **사랑해** 줘.

모든 몸은 정말정말 **멋지거든**. 네 몸도 마찬가지야!

서맨사 커시오 Samantha Curcio

호주 멜버른에서 10여 년간 그림작가이자 애니메이터로 활약한 서맨사 커시오는 단순하고 분명한 색깔을 가진 귀여운 캐릭터를 선보여 왔습니다. 여러 기업과 관광청, 지자체와 일하면서 AGDA 디자인상 최종 후보에 오르기도 했습니다. 《몸몸몸》은 활달하고 긍정적이고 포용적이면서 독자가 웃을 수 있는 작품을 만들고 싶다고 말하는 그녀의 첫 번째 어린이 그림책입니다.

김보람

신문방송학을 공부하고 언론사와 출판사에서 일했습니다. 2025년 현재 유엔교육과학문화기구(UNESCO)에서 발행하는 《유네스코뉴스》의 편집장을 맡고 있으며, 다양성과 다문화, 관용과 평등에 관한 책들을 소개하고 우리말로 옮깁니다. 옮긴 책으로 《엄마와 나》, 《플로랑스와 레옹》, 《엉뚱한 아이를 다루는 법》, 《그냥 물어봐!》, 《시간은 꽃이야》 등이 있습니다.

* 책이 나오기까지 특별한 도움을 주신 박혜인, 권영경 님께 감사드립니다.

불의여우 그림책 미리보기 영상
불의여우는 더 다양한 이야기를 하고 싶은 출판사,
에이치비가 만드는 아동도서 출판 브랜드입니다.

◦ 값은 표지에 있습니다.   ◦ 잘못 만들어진 책은 바꾸어 드립니다.

어린이제품 안전특별법에 의한 기타표시사항

제품명 몸몸몸	제조자명 에이치비 출판사
제조국명 대한민국	사용연령 4세부터

⚠ 아이들이 책을 입에 대거나 모서리에 다치지 않게 주의하세요.

데이브와 에즈라,
지금 모습 그대로
너희들과 너희들의 몸을
사랑해 ♥

불의여우 그림책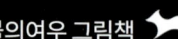

몸몸몸

초판 1쇄 2022년 9월 1일   **초판 2쇄** 2025년 3월 1일
글·그림 서맨사 커시오   **옮긴이** 김보람
편집·디자인 에이치비   **제작** 세걸음
펴낸곳 에이치비 (인천광역시 부평구, 등록 제2014-0000009호)
전화 070-7776-3694   **팩스** 0303-3444-3694   **홈페이지** better-story.com
메일 HB@better-story.com   **인스타그램** @revontulet_hb
ISBN 979-11-91536-03-4 (77840)

HELLO EVERY BODY!

Illustrations copyright © 2022 Samantha Curcio
First published in Australia by Bright Light, an imprint of Hardie Grant Children's Publishing
All rights reserved including the rights of reproduction in whole or in part in any form.

Korean Translation Copyright © HB Books, 2022
Korean Language edition was published by arrangement with Hardie Grant Children's Publishing through the ChoiceMaker Korea Co.
All rights reserved.

이 책의 한국어판 저작권은 초이스메이커코리아를 통해 저작권사와의 독점계약으로 에이치비출판사에 있습니다. 저작권법에 의해 한국 내에서 보호를 받는 저작물이므로 무단전재와 무단복제를 금합니다.